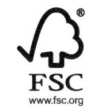

AF286523

Herstellung und Verlag:
Books on Demand
ISBN 978-3-8482-1288-0
Copyright & Recht an Übersetzungen
oder weiterer Verwendung nur bei der Autorin
Dr. Karin Wettig
München, Juni 2012

Dr. A. S. Karin Wettig

Facelifting ohne OP – Gesichtspflege & Make up für Mädels & (Jungs) von 13 bis 103!

Tips & Tricks für die Schönheit - kleine Geheimnisse der Hollywoodstars!

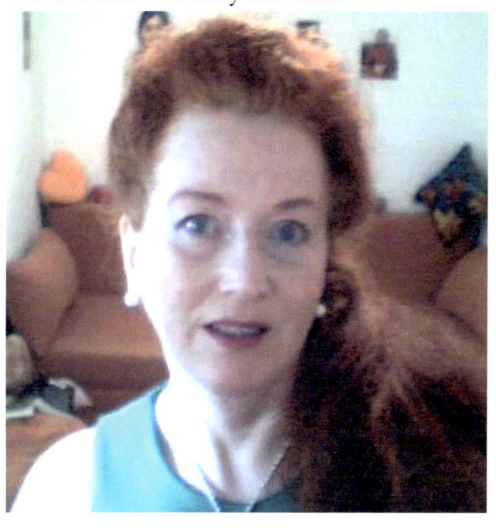

Quick & Easy – McQuick's Ratgeber

Inhaltsverzeichnis

Spieglein, Spieglein an der Wand – ein Gesicht wird 60!

Täglich 10 Minuten für die ewige Jugend bringen viel!

Auch wenn Du und ich vermutlich keine Hollywoodstars sind, haben wir doch eines gemeinsam: ein Gesicht, das jeden Tag um einen Tag älter wird...

Das Gesicht auf dem Cover wird noch in diesem Herbst seinen 60. Geburtstag feiern und hat wie jedes andere Gesicht viel erlebt in sechs Jahrzehnten. Ein paar Krähenfüße erzählen davon, daß es gern lacht. Etwas dunkel durchscheinende Augenringe verraten, daß es nicht nur ein wenig dünnhäutig und sensibel ist, sondern über all die Jahre auch manche Träne geweint hat. Emotionen haben oft gewechselt das Wetter in München. Ein paar Lippenfältchen erzählen von gewissen nagenden Sorgen, die sich in die zarte Haut des Mundes eingegraben haben und typische Abzeichen älterer Damen im Pensionsalter sind. Eine Veranlagung zu trockener Haut und ein Mangel an Pigmenten, typisch für Rothaarige, haben die Haut anfällig für frühe Faltenbildung gemacht.

Mit dieser Herausforderung hat das sechzigjährige Gesicht von Anfang an gelebt. Allergien und Nahrungsmittelunverträglichkeiten haben es der Besitzerin des Gesichts nicht gerade leichtgemacht, jugendliches Aussehen zu bewahren, da sich mancher Pickel und manche Hautrötung ebenso überraschend wie die zarten Sommersprossen eingeschlichen und vermehrt haben. Von pubertären Hautproblemen kann das Gesicht daher auch nach den Wechseljahren noch eine Geschichte erzählen…

Die Besitzerin dieses Gesichts ist trotz aller Widrigkeiten und mancher Schicksalsschläge glücklich und mit ihrem Gesicht völlig im Einklang. Wie macht sie das? Den Schneewittchen Schönheitswettbewerb hätte sie als Rothaarige, der man oft Rotfuchs nachrief, zwar nicht gewonnen und wäre auch nicht so ohne weiteres ein Hollywoodstar geworden mit dem vom Vater geerbten eigenwilligen Nasenzinken, es sei denn sie hätte eine Charakterrolle gespielt.

Als Farb- & Stilberaterin hat sie sich nicht nur für das eigene gute Aussehen interessiert, sondern sich auch intensiv mit Fragen zum guten Aussehen für Kunden & Kundinnen beschäftigt. Als Sängerin hat sie sich mit Opernarien auf Bühnen begeben und für diesen Zweck erkundet, wie Make up für das Rampenlicht gestaltet werden soll, damit es einige Stunden Bühnenbeleuchtung und Hitze übersteht.

Hinter den Kulissen hat sie sich schlau gemacht, was die Hollywoodstars & deren Maskenbildner für einen Starauftritt tun, um ein Gesicht ins rechte Licht zu rücken. Neben all dem hat sie ein eigenes Rezept entwickelt aus einfachen, überall erhältlichen Zutaten, das die perfekte Basis für eine gesunde, straffe Haut bietet. Hier das leicht umsetzbare, praktische Ergebnis zum Selber Testen für jeden Tag…

Viel Spaß beim Lesen & Ausprobieren!

Morgens, der erste Blick in den Spiegel…

Vorher – ein nacktes Gesicht wie Eva

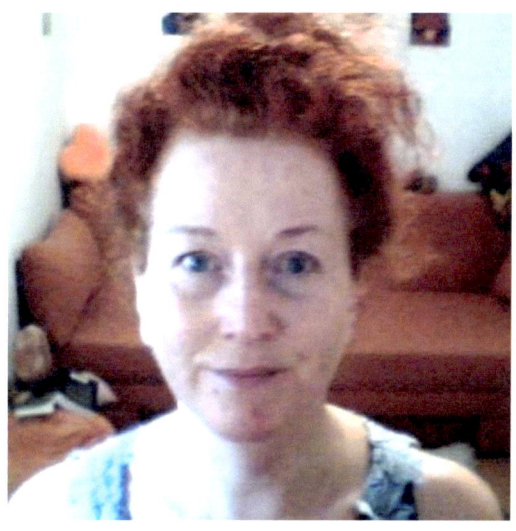

So sieht ein Gesicht mit fast 60 aus, wenn es morgens gerade aus dem Bett aufgestanden ist: ungeschminkt, noch nicht einmal gewaschen, noch ohne Pflege, mit ein paar Schatten und Hautrötungen sowie einigen typischen Fältchen, markanten Konturen, ein ganz alltägliches, normales Durchschnittsgesicht: es glänzt & spannt auch ein wenig beim Aufstehen. Trotz der nackten Tatsachen, ringt es sich ein Lächeln für's Foto ab und schämt sich nicht der Altersspuren und Mäkel, auch wenn es im normalen Alltag nie ungepflegt aus dem Hause geht und sich niemals sofort nach dem Aufstehen von irgendeinem Menschen freiwillig fotografieren lassen würde. Eine aberwitzige Idee für eine eitle Seele…

Das Ergebnis kann sich sehen lassen!

Nachher – 10 Minuten später

So schaut die Verwandlung nach zehn Minuten Gesichtsbehandlung aus! Auch hier sind Mimikfältchen noch sichtbar wie feine Linien von den Nasenflügeln zum Mund und ein paar Stirnfalten. Doch Gesicht, Hals und Dekolleté haben ein Kleid bekommen, das den ganzen Tag über hält und nur bei großer Hitze oder Nachfetten tagsüber mit einem Hauch Puder ergänzt werden kann.

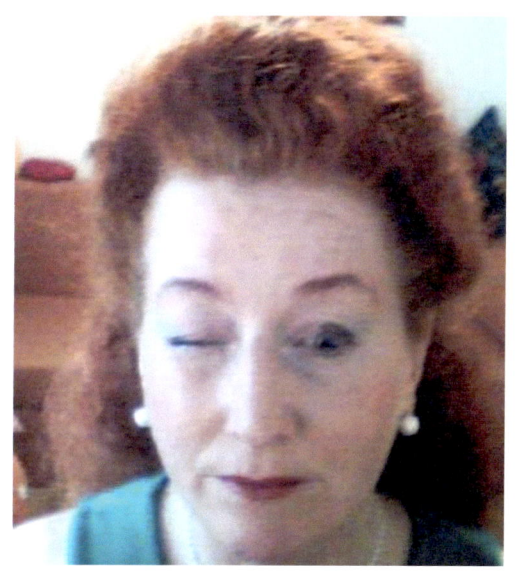

Gesichtsreinigung, Gesichtspflege, kleines Tages Make up: 10 Minuten für den persönlichen Auftritt, nicht mehr...!

Der Aufwand von 10 Minuten täglich für die Schönheit lohnt sich, wie jeder Betrachter auch bei einfacher Fotoqualität hier am lebenden Beispiel nachvollzichen kann. 40 Jahre Praxis sprechen jetzt für sich, das sieht jeder: das Geheimnis hinter dem jugendlichen Gesicht? Eine straffende, pflegende Basis aus drei Komponenten, selbst gemixt. Danach kommt das Abdeckungsmanöver für Unebenheiten und zu guter Letzt nur noch ein paar Konturen und etwas Farbe.

Ein Hauch Puder darüber – fertig ist das Konterfei. Wem selbst das zuviel Mühe ist, der wird sich mit 50 nach Botox-Faltenunterspritzungen oder Face Lifting Operationen erkundigen müssen und dafür viel Aufwand investieren. Kosmetische Operationen und Eingriffe sind teuer, mit Schmerzen verbunden und die Ergebnisse leider auch keineswegs von Dauer. Wieviel einfacher und preiswerter ist es doch, diese 10 Minuten täglich in die gekonnte Hautpflege zu stecken, um noch mit 80 Jahren und mehr makellos auszusehen…

In diesem kleinen Praxisbuch möchte ich meine persönlichen Schönheitstips der letzten 40 Jahre mit den Leser/innen teilen und sie dazu ermuntern, sich dieses persönliche Verwöhn-Manöver täglich für das schöne Gesicht und ein gutes Selbstwertgefühl nicht nehmen zu lassen.

Auch, wenn Du dafür vielleicht 10 Minuten früher aufstehen mußt, wirst Du Dich auch nach dem 60. Geburtstag noch an Deinem Gesicht und Teint erfreuen und ein Vorbild für Deine Töchter, Söhne und Enkelkinder sein. Laß' Dir diese Chance nicht entgehen!

Ich wünsche mir aufrichtig, daß dieses Büchlein nicht nur von Frauen jenseits der 40 gelesen und beherzigt wird, sondern vor allem auch von Jugendlichen und den Herren der Schöpfung. Alle die jetzt noch mit Schule und Studium beschäftigt sind oder so alt wie meine potentiellen Enkelkinder, werden diese einfachen Pflegetips zu schätzen wissen, sobald sie daraus eine tägliche Routine gemacht haben. Erfolg stellt sich binnen einer Woche durch ein angenehm seidiges, glattes Hautgefühl ein. Sogar bei Hautallergien können Silicea und Salz aus dem Toten Meer in die persönlichen Pflegeprodukte eingemischt werden. Die heilende und desinfizierende Wirkung von Meersalz ist schon lange bekannt.
Solltest Du mir vorhalten, Du hättest keine Zeit für diese 10 Minuten täglich, denn

mehr brauchst Du wirklich nicht, dann empfehle ich Dir, Deinen Tagesablauf unter die Lupe zu nehmen, denn Du stehst vermutlich unter enormem Zeitdruck und großer Belastung. Stress ist tatsächlich die Todesursache No. 1 in unserem Land und auch die Ursache für zahlreiche chronische Krankheiten.

Nimm' Dir Zeit für Dich und Dein Spiegelbild: Deine Haut wird es Dir danken, das hier vorgestellte Kurzprogramm ist eine Kapitalanlage in persönliche Pluspunkte auf lange Sicht.

Auch Morgenmuffel müssen sich waschen… Hautreinigung

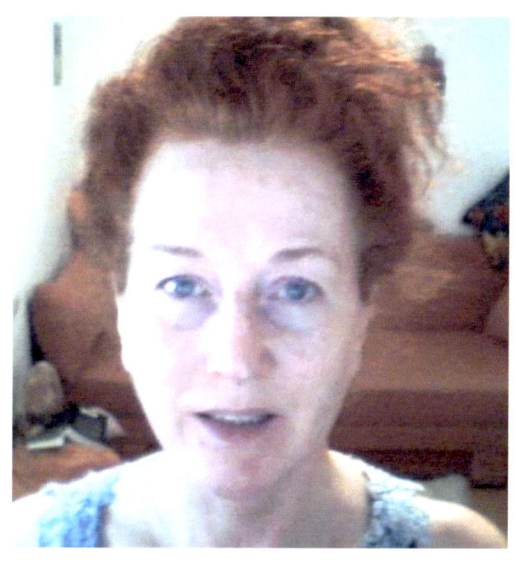

Reinigung mit Aloe Vera Gesichtswasser – wer mag mit Wasser o. auch Seife…

Hautreinigung sollte immer auf den Hauttyp abgestimmt sein. Fettige Haut verträgt mehr Seife oder auch einen Schuß Alkohol zum Entfetten. Für sensible Haut wäre das tödlich. Wer trockene Haut hat wie ich, auch wenn sie morgens ein wenig glänzt, sollte lieber ein sanftes Gesichtswasser mit einem beruhigenden Anteil oder einem Feuchtigkeit spendenden Zusatz für die tägliche Hautreinigung benutzen. Aloe Vera spendet Feuchtigkeit, Kamille & Lindenblüte beruhigen, Orangenblüte oder Lavendel erfrischen. Jeder mag nach seinen Bedürfnissen und Wünschen wählen. Es geht hier nicht um Produktwerbung, jeder darf seine persönlichen Lieblings-Produkte gern nutzen.

Für meine trockene Haut greife ich gern auf Aloe Vera zurück. Wasser ist für fettende und normale Haut verträglich, je kalkhaltiger es aus dem Hahn kommt, um so schlechter ist es für die Hautpflege. Es empfiehlt sich dann Trinkwasser aus Flaschen zu nehmen.

Hier sind die notwendigen Utensilien für die morgendliche Reinigung zu sehen: ein Fläschchen Gesichtswasser, Watte, Wattestäbchen….

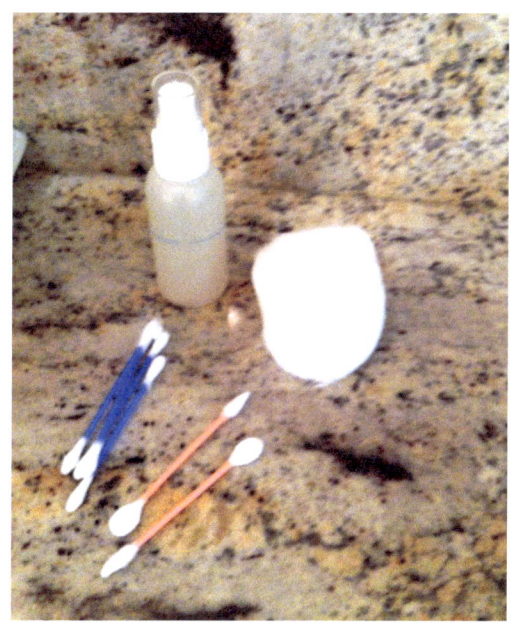

Expertentipp zur Hautreinigung – Zitrone & Yoghurt

Für die tägliche Hautreinigung sind Seife oder intensiv entfettende Produkte prinzipiell nicht nötig, sondern eher schädlich, da sie die normale Flora der Haut stören. Es empfiehlt sich, einmal wöchentlich eine Tiefenreinigung mit Wasserdampf, Sauna oder einem Tiefenreinigungsprodukt auf Vitamin A-

Säure Basis zu machen. Für die tägliche Reinigung kann eine typgerechte Reinigungsmilch verwendet werden. Vor allem bei kalkhaltigem Leitungswasser wirken ein paar Tropfen frisch gepreßte Zitrone im Gesichtswasser Wunder gegen freie Radikale und Pickel. Vitamin C pflegt und beseitigt Unreinheiten. Auch Bulgaria Yoghurt oder griechischer Yoghurt sind zur Reinigung geeignet und bauen durch Milchsäurebakterien die Flora wieder auf.

Ein Hautarzt & ein Gynäkologe sagten mir schon vor vielen Jahren, die meisten Frauen würden viel zuviel Seife zur Körper- und Intimpflege benutzen und milde Produkte mit Milch, Yoghurt und natürlichen Ölen seien wesentlich gesünder. Auch wenn ich junge Mütter sehe, die bei jedem Schwimmbadbesuch dem Kleinkind mit Unmengen von Shampoo die Haare waschen, sodaß es wegen der Seife in den Augen jedesmal ein Riesengeschrei anstimmt, frage ich mich oft, ob das nötig ist. Seife zerstört den Säureschutzmantel der Haut. Meine Haare wasche ich oft nur mit Wasser anstatt mit Shampoo, um die Kopfhaut zu erfrischen.

Augen - Spiegel der Seele pflegen…

Augenpflege gegen Augenringe & Schatten

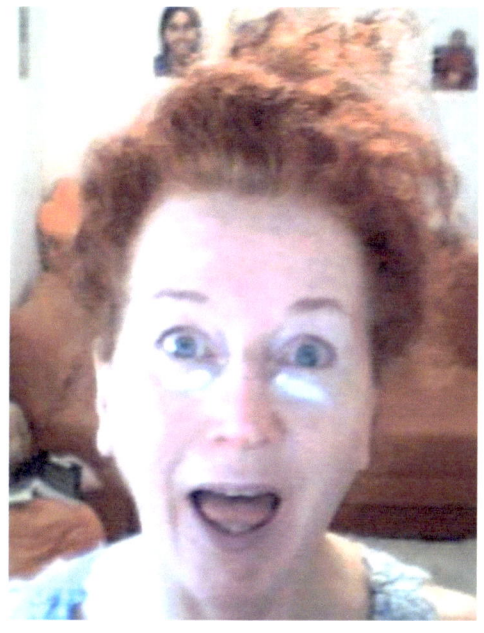

Expertentipp zur Augenpflege – Baby - Windelcreme

Die Zahl der Augenpflegeprodukte mit Antifaltengarantie gegen Krähenfüße ist unübersehbar. Drogeriemärkte quellen über mit Produkten und getesteten Schönheitsversprechen, selbst Apotheken wimmeln von ganz besonders gesunden Angeboten. Hierzu mein Kommentar aus Erfahrung: Älterwerden ist mit der Bildung von Falten und Fältchen verbunden. Es kann nicht verhindert, sondern nur aufgehalten werden. Faltenbildung wird durch gute Pflege und Gymnastik für das Gesicht sowie die innere Lebenseinstellung reduziert. Die Haut um die Augen ist sehr fein und bei vielen Frauen transparent, sodaß die Durchblutung dunkel und bläulich durchschimmert. Mein ganz persönlicher Tip für die zarte Haut um die Augen ist Babies Windelcreme.

Was Babies Po schützt, ist für Muttis Augen auch ein wirksamer Ganztags-Schutz gegen intensive Sonnenstrahlen und freie Radikale, die den Schutzmantel der Haut durchdringen. Seit Jahrzehnten benutze ich eine Windelcreme ohne jeden Alkoholzusatz, die in Minituben von einer anthroposophischen Firma erhältlich ist. Ohne meine Creme um die Augen, gehe ich weder auf Reisen noch außer Haus. So habe ich mir über die Jahre trotz extrem trockener Haut und Belastung durch Fernreisen eine ziemlich glatte Partie um die Augen bewahrt. Für die im Alter dünner werdende Haut, ist das ab 40 aufwärts besonders wichtig. Doch auch nach der Disconacht kann die Creme-Auflage wunderbar dunkle Ringe vom Schlafmangel ausgleichen. Natürlich müssen versäumter Schlaf nachgeholt und Streß reduziert werden, sonst hilft auch die beste Creme nicht mehr.

Ausdauer wirkt Wunder – sagt ein arabisches Sprichwort. Das trifft für Hautpflege besonders zu.

Gut gepflegt ist halb gewonnen - die Basis!

Straffen & Pflegen in einem Gang

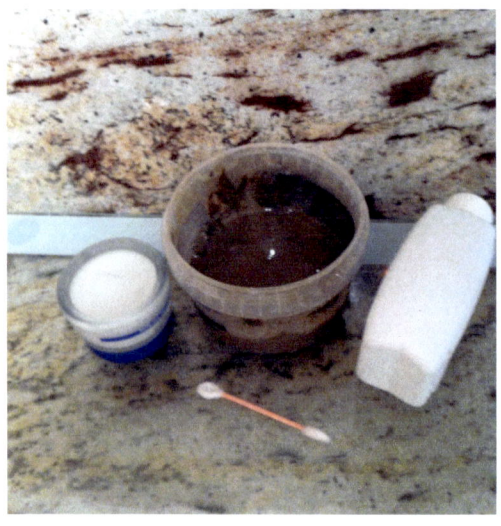

Expertentipp für Pflege & Straffung – Silicea, Creme & Totes Meer Salz

Da ich von Natur aus eigentlich zu faul bin, viel Zeit und Aufwand in meine tägliche Hautpflege oder Schönheit zu investieren, habe ich mir über die Jahre ein ganz persönliches Rezept für die Pflegemaske mit dem Ziel – Glätten, Straffen und Pflegen - in das tägliche Eincremen in einem praktischen Schritt entwickelt. Es hat mich einige Wochen Ausprobieren gekostet, bis ich die richtige Mischung heraushatte, doch dann war es ganz einfach. Ich mische unter meine Tagescreme, eine Feuchtigkeitspflege, eine Messerspitze Silicea-Gel aus dem Reformhaus und einen Stecknadelkopf Salzschlamm aus dem toten Meer. Das ist eine geniale Kombination aller Mineralstoffe, die der Körper benötigt. Das tote Meer in Israel liegt einige Hundert m unter dem Meeresspiegel, ist sehr stark eingetrocknet als Binnenmeer und hat den höchsten Salz- und Mineralstoffgehalt der Welt. Davon abgesehen enthält es Mineralien, die woanders kaum noch vorkommen. Das Wasser trägt so, daß auch ein Nichtschwimmer niemals untergeht und es ist so scharf salzig, daß man es auf keinen Fall in die Augen bekommen darf. Da die Haut bei normaler Witterung, Streß und Aufenthalt in Städten mit starker Luftverschmutzung sowie unnatürlicher Ernährung starker Belastung ausgesetzt ist, freut sie sich riesig über eine große Portion Mineralien. Silicea besteht aus Kieselsäure, auch einem Mineral, das von der Haut dringend benötigt wird. Der Silicea-Gel hat eine straffende Wirkung und macht die Haut glatt und trocken.

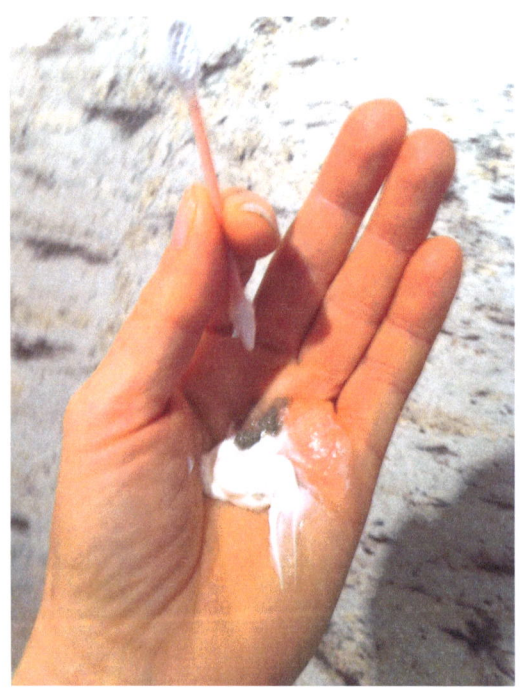

Tagescreme & eine Messerspitze Siliceagel & ein Tropfen Meerschlamm aus dem Toten Meer

Deswegen mische ich nur wenig Siliceagel und eine winzige Portion Meerschlamm aus dem toten Meer mit der gewohnten Hautcreme, dann ist das Ergebnis ein glatter gegen äußere Einflüsse gut geschützter Teint. Diese Mischung ist eine ideale Make up Unterlage und wirkt schon von selbst durch den dunkelbraunen Anteil von Meerschlamm ganz leicht deckend.

Die Mischung verrühre ich gut und gleichmäßig in meiner Handfläche und trage sie auf das Gesicht, den Hals, das Dekolleté und die Hände auf. Mit dieser täglichen Pflegemaske fühle ich mich rundherum für die Anforderungen des Business Alltages ausgerüstet. Diese Crememischung ist auch als Basis für jedes Make up ideal und erspart mir das häufige Auftragen von Gesichtsmasken, die ich mir lieber für den wöchentlichen Saunagang aufhebe und nach einem Peeling mit Salz oder Mandelkleie und ähnlichen Produkten im Rahmen von Wellness nutze. Mit Kundinnen habe ich das gleiche Rezept auch vielfach ausprobiert und wir konnten feststellen, daß sogar längerfristig bestehende Falten in der Faltentiefe zurückgehen und auch Lippenfalten sich viel leichter überschminken lassen. Viele ältere Frauen leiden darunter, wenn ihre Haut zwar noch jugendlich aussieht, doch die Lippen mit zahlreichen Fältchen den Jahrgang verraten.

Wer der Bildung von Mimikfalten im Alltag entgegentreten will, kann sich angewöhnen, im Alltag bei jeder Gelegenheit Gesichter zu schneiden: die Augen aufreißen, die Lippen schürzen und aufblähen, die Augenbrauen hochziehen und die Augen kreisen lassen und soviel wie möglich Gähnen. Diese Gesichtsgymnastik hebt nicht nur die Stimmung, lockert den Stress, sondern bewirkt eine Muskelentspannung, die sich dauerhaft als entspannterer Gesichtsausdruck auswirkt. Wer schon in der Jugend daran denkt, dass negative Emotionen sich in das Gesicht eingraben, kann im Alter mit einem faltenfreies Gesicht entspannter lächeln.

Nun aber weiter zu unserer Gesichtspflege am Morgen…die dreiteilige Mischung aus

Silicea-Gel, Totes Meer Schlamm und Creme, ist inzwischen gut eingezogen und wir können zum nächsten Schritt übergehen.

Aller guten Dinge sind drei - einmal umrühren fertig!

Make up – Basis & Maske in einem

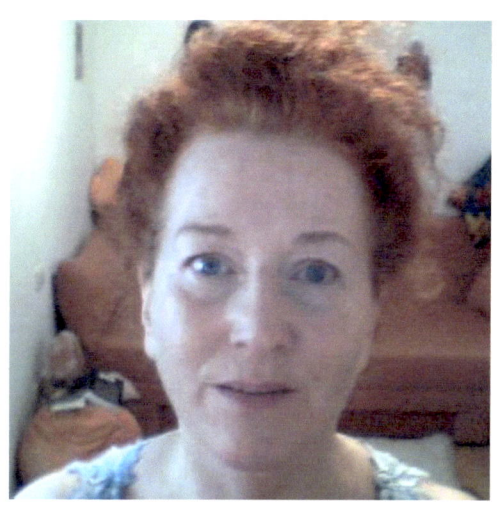

Ergebnis nach dem Pflegen und Glätten – alles in nur einem Schritt.

Nach dem Glätten, Straffen und Pflegen mit dem Wundercocktail ist das Gesicht ideal vorbereitet für die Verschönerung. Jetzt können die persönlichen Pluspunkte hervorgehoben und alle kleinen Mängel geschickt kaschiert werden. Dazu nutze ich sowohl kompaktes Make up in Puderform als auch Concealer oder Abdeckstift. Jeder mag das Produkt seiner Wahl dazu verwenden.

Expertentips zur Make up Auswahl.

Kompaktes Make up hat den Vorteil, daß es flüssig oder trocken verwendbar ist. Ich nutze es mit einem guten Echthaarpinsel wie einen Puder. Concealer und Abdeckstift lassen sich zielgerichtet auf kleine Unebenheiten auftragen. Es ist wichtig, jedes Make up genau farblich zum Hauttyp auszusuchen.

Schau mal in Deine Innenhände, ob sie eher bläulich, rötlich oder gelblich-orange gefärbt sind. Es gibt zwei klare

Unterschiede bei Menschen unterschiedlicher Hauttönung und Rasse.

Der südländische schwarzhaarige Typ und der Asiate haben eine bläuliche Tönung in der Haut, die manchmal einen Stich ins Olivfarbene hat. Das ist ein Zeichen für einen höheren Anteil an blauen Pigmenten. Der west- und mitteleuropäische Typ hat oft eine gelbliche Hauttönung, manchmal sogar leicht ins Orange übergehend. Dieser Farbtyp hat häufig blondes, goldblondes, braunes und manchmal rotes Haar. Er gehört zu den gelbgrundigen Hauttypen und trägt warme Farben. Auch Sommersprossen sind dabei häufig. Wenn Deine Haut eher ins Gelblich-Rötliche geht, empfiehlt es sich, ein Make up mit gelbem Unterton zu benutzen.

Schimmert Deine Haut mehr bläulich oder rötlich oder hast Du südländische oder asiatische Vorfahren, nutze lieber ein blaugrundiges Make up. Bei Make up und Concealer ist zu beachten, daß helle Töne optisch etwas in den Vordergrund rucken, während dunkle Farben etwas kleiner erscheinen lassen und auch zurückdrängen. Alle vorspringenden Partien dunkelt man daher ab, während Schatten aufgehellt werden. Dann erscheint das Gesicht ebenmäßig. Pickel werden natürlich

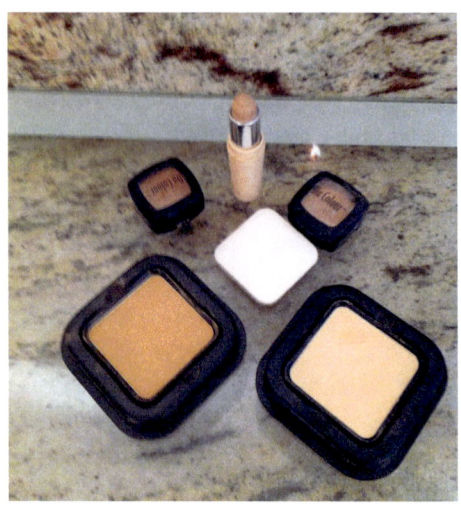

gesondert behandelt mit speziellen Produkten, um sie zu desinfizieren, bevor man sie mit Concealer oder einem Pickelstift abdeckt. Ein gleichmäßiger Teint bleibt den ganzen Tag über erhalten und kann mit Puder einfach aufgefrischt werden.

Mach' mehr aus Deinem Typ, gewußt wie!

Konturen & Farben

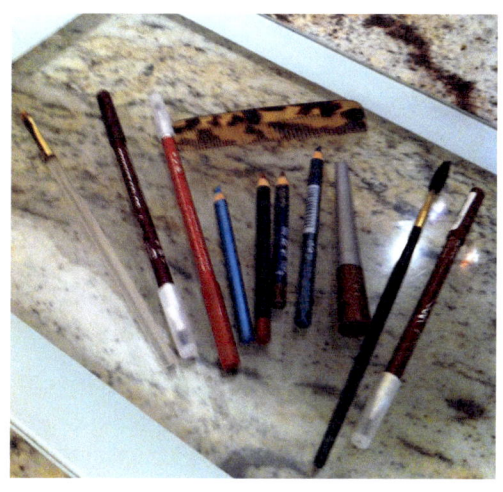

Konturieren & Farbakzente setzen bringt Ausdruck in das Gesicht

Nun kann es losgehen mit dem Konturieren von Augen und Lippen. Für die Augen verwende ich zu meinem hellen Typ kupferfarbiges flüssiges Kajal, das wasserfest ist, da ich gern schwimme. Der flüssige Eyeliner wird mit dem Pinsel vorsichtig aufgetragen und nicht ganz bis in den inneren Augenwinkel geführt, das macht die Augen eng und klein. Auch am unteren Augenrand zeichne ich die Kontur nur knapp unter dem Wimpernrand entlang. Mit einem Wattestäbchen entferne ich sofort überschüssige Reste und lockere den Strich etwas auf, damit es wie die Wimpern natürlich aussieht. Grundsätzlich verwendet man zu hellen Augen auch möglichst zarte Farben. Bei dunklen Augen, dunklen Haaren und dunklem Typ sehen intensive Farben gut aus.

Die Lippenkontur zeichne ich von der Mitte nach außen an der oberen Lippe beginnend, herzförmig nach. Die Kontur sollte sich der Lippenstiftfarbe angleichen. Bei den Lippen lasse ich den äußeren Rand konturfrei, da der Mund sonst sehr breit wie bei einem Clown wirkt. Das Ergebnis sieht dann so aus:

Akzente setzen mit Konturen – Highlights für Stars

Lippen & Augen konturieren

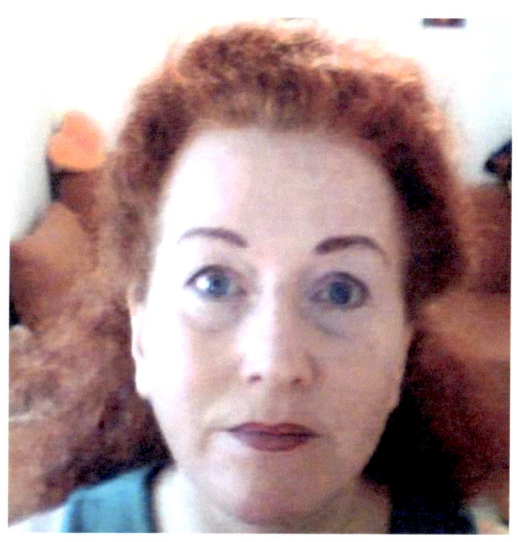

Expertentipp Kontur – der innere Augenwinkel & die äußeren Lippen bleiben frei.

Konturen durch Eyeliner, Kajal für die Augen und Lippenkonturenstift für den Mund sowie Augenbrauenstift für helle

Augenbrauen bringen sofort mehr Ausdruck in ein Gesicht. Jeder wundert sich, um wieviel interessanter und attraktiver ein Alltagsgesicht mit ein wenig Farbkonturen wirkt. Gerade bei denen, die sich oft in Unkenntnis der eigenen Vorzüge für unattraktiv halten, bringen Konturen mit etwas Farbe den Persönlichkeitstyp zum Strahlen.

Der Rest ist dann noch ein winziger Schritt zum vollendeten Make up für den ganzen Tag oder Abend. Konturen unterstreichen den Gesichtsausdruck und setzen Akzente oder heben Besonderheiten des Gesichts geschickt hervor. Bei kleinen Augen dürfen die Konturen am äußeren Lidrand gesetzt werden, bei großen Augen wird der innere Lidrand dunkel konturiert. Weit auseinanderstehende Augen werden bis nah an den inneren Lidrand konturiert, engstehende müssen dort freibleiben, sonst wirken sie noch enger und auch etwas düster. Der Augenbrauenbogen hat seinen höchsten Punkt im 2. Drittel der Augenbraue von innen nach außen. Zieh eine gedachte Linie von der Nase am äußeren Augenwinkel vorbei bis zum Endpunkt der Augenbraue.

Wisch – Weg - Perfekt…natürlich ist schöner!

Konturen verwischen

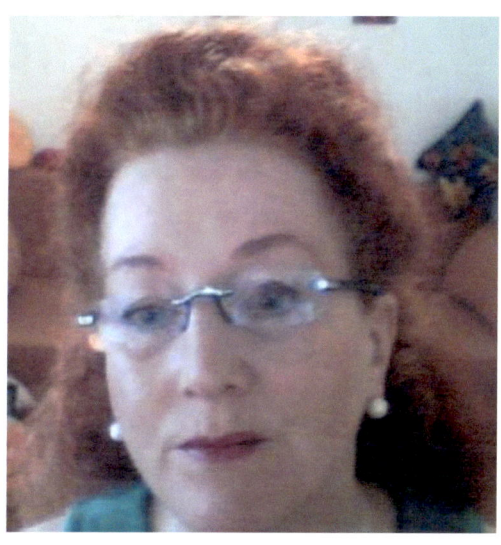

Expertentipp Konturen verwischen – sanfte Übergänge wirken natürlich.

So sehen die Konturen aus, nachdem die Intensität der aufgetragenen Farbe mit einem Wattestäbchen leicht verwischt wurde, um einen sanften Übergang zu erzielen. Die Augenbrauen kämme ich mit einem kleinen Kamm in Form, das verteilt den Augenbrauenstift und wirkt völlig natürlich. Auch mit Brille sollen Lidschatten und Augenkontur noch gut aussehen.

Der Lippenstift wird selbstverständlich über die Lippen-Konturen aufgetragen, nur bei sehr großen, afrikanisch vollen Lippen läßt man einen dunkleren Rand leicht hervorschimmern, das nimmt den Lippen etwas die Fülle. Während die Konturen für Theaterauftritte oder Opernabende sehr intensiv erhalten bleiben, ist es im Alltag ratsam, die Augenbrauen mit einem Wattepad sanft abzuwischen und mit einem Wattestäbchen überschüssige Farbe abzunehmen. Lidschatten kann auch damit sanft in feinen Nuancen verteilt werden.

Die richtige Menge Farbe im Gesicht erfordert etwas Training und einen Blick für natürliche Wirkung. Eine gute Farb-Beraterin erkennt sofort, ob eine Farbe typgerecht oder ungünstig gewählt wurde.

Auch Männer sind eitel - gepflegt ist beliebter!

Gesichtspflege in 5 Minuten für Männer jeden Alters ohne Make up & ohne Puder!

„Er kam, sah und siegte!" lautete einmal das Motto von Julius Caesar bei seinen Eroberungszügen. „Er kam, sah und gefiel!" lautet mein Motto für die täglichen 5 Minuten Gesichtspflege für Herren aller Altersgruppen. Als mein Lebensgefährte sah, wie sich mein Gesicht durch die konsequente Verwendung meines persönlichen Geheimrezeptes aus den drei Komponenten verjüngte, wurde er neugierig und wollte es auch an sich selbst ausprobieren. Außerdem beschwerte er sich, warum das Buch nicht auch für Männer geschrieben wäre. Schließlich hätten sie auch ein Recht darauf, gut auszusehen und sich in jedem Alter jung und attraktiv zu fühlen.

Das ließ ich mir nicht zweimal sagen und machte die Probe aufs Exempel. Auf dem

Vorher – Bild hier, ist zu sehen, wie er sich gewöhnlich selber herrichtet. Creme fand er in der Regel überflüssig, es sei denn bei intensivem Sonnenschein.

Ich nahm das bereits genannte Trio aus Silicea, Hautcreme und Schlamm aus dem Toten Meer zur Hand und mischte es sorgfältig. Nachdem er die Augenschatten selbst mit der weißen Basiscreme, der Hautpflege für empfindliche Babypos, abgedeckt hatte, indem er diese in kreisenden Bewegungen um die Augen herum sorgfältig einmassierte, gab ich ihm die Dreikomponenten-Mischung auch zum Selber Auftragen.

Anschließend nahm ich eine Winzigkeit Abdeckcreme – Concealer - nur für die Augenschatten, jedoch keinen Puder, sondern ein wenig Silicea-Gel zum Überdecken leicht glänzender Stellen.

Die meisten Männer unter meinen Kunden haben eine Abneigung gegen Puder und Make up, deswegen verzichte ich bei Herren meistens auf das Überpudern der Basispflege. Bei diesem Rezept hier ist

Puder auch nicht nötig. Hier zum Vergleichen nun zuerst das Vorher- Bild.

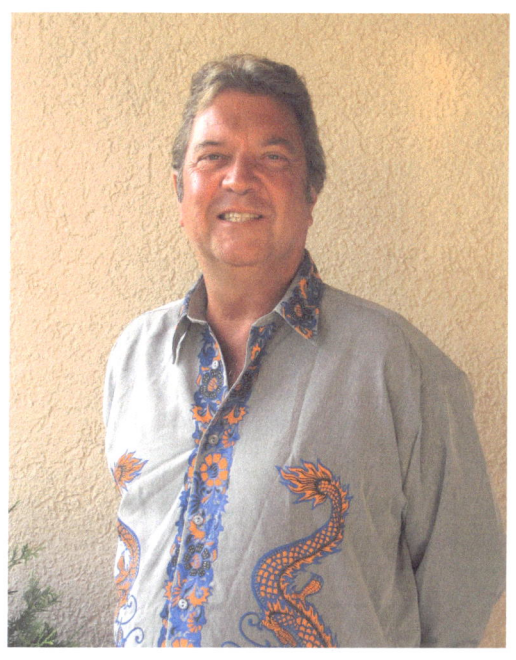

Auf der folgenden Seite ist dann das Ergebnis der Pflegeaktion, 10 Minuten später, zu sehen. Für die Frisur habe ich einfach den Rest meiner Wunder-Mischung in die Naturwellen geknetet und die Wellen mit den Fingern nach hinten durchkämmt. Ein Styling für Eilige, kein Aufwand und doch ein gutes Ergebnis.

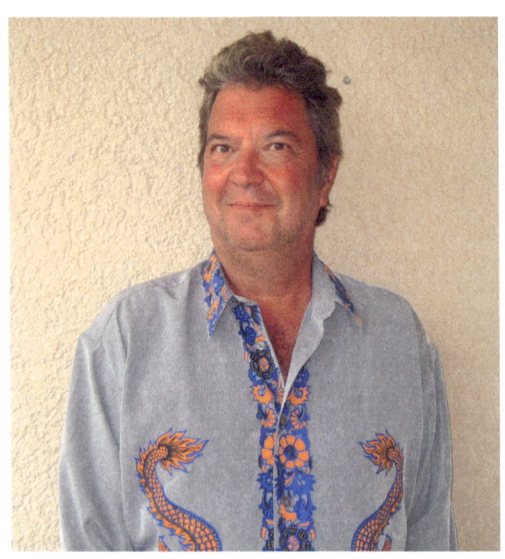

Jeder Mann, der sein Gesicht täglich morgens so pflegt und, wenn möglich abends noch einmal, wird nach zwei bis drei Wochen ganz sicher von seiner Umgebung gefragt, ob er gerade aus dem Urlaub komme, oder vielleicht auch, ob er wohl eine neue Flamme hätte.

Geschickt Farbe bekennen... - Farbentest, auch für Ungeübte

Blau, Rot, Gelb - welcher Typ bin ich? Ein simpler Farbentest auch für Ungeübte!

Um den Farbtyp herauszufinden, kann man einen einfachen Test mit farbigen Schals oder Tüchern machen. Vergleiche die Farben unter dem ungeschminkten Gesicht und decke künstliche Haarsträhnen oder gefärbte Haare mit einem hellen Tuch ab, denn jede fremde Farbe verändert die Wirkung des Gesichts. Diese beiden Farbenpässe zeigen links kühle und rechts warme Farben zum Vergleich.

Verwende möglichst matte Baumwolltücher und vergleiche nun Pink mit Orange unter Deinem Gesicht bei Tageslicht, dann Sonnengelb mit Zitronengelb, Bordeauxrot mit Tomatenrot und gelbgrün mit einem bläulichen Tannengrün. Stehen Dir schwarz, weiß, pink sowie blaugrundige Farben, bist du ein kühler Farbentyp.

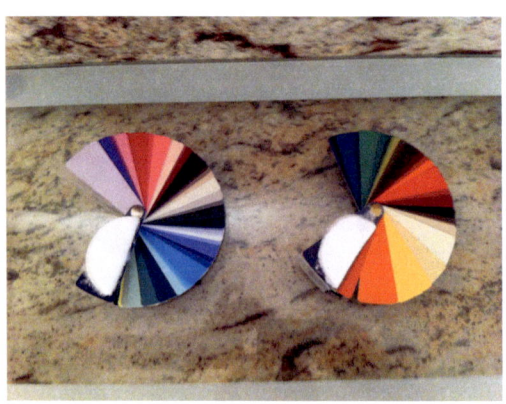

Der südländische schwarzhaarige Typ kann z. Teil eine olivfarbene Hauttönung haben, die den Laien zu falschen Ergebnissen beim Testen bringt.

Stehen Dir orange, tomatenrot, gelbgrün und sonnengelb zu Gesicht, bist Du sicherlich ein warmer Farbentyp mit hohem Gelbanteil in der Haut. Solltest Du beim Testen unsicher sein oder kein Ergebnis bekommen, empfiehlt es sich eine professionelle Farbberatung beim Experten durchführen zu lassen, denn es gibt Mischtypen, Grenzfälle und Menschen, die durch falsche Vorbilder, Erziehung oder Gewohnheit auf ungünstige Farben total fixiert sind und das nicht selber merken.

Die Farb- und Stilberaterin kann Dir leicht vor dem Spiegel demonstrieren, daß es tatsächlich günstige und nachteilige Farben zu Deinem Typ gibt, die Dich entweder frisch oder blaß wirken lassen. Wenn ich als Rothaarige einen weißen Pullover anziehe und mich ungeschminkt zum Arzt begebe, schreibt er mich sofort krank ohne lange zu fragen, weil ich dann so aussehe, als ob mir übel wäre.

Wenn ein schwarzhaariger Mensch mit dunklem Teint beige oder olivgrün trägt, wirkt die Person immer 10 kg schwerer oder dicker als wenn sie zarte Pastellfarben, schneeweiß oder schwarz trägt. Gerade wenn Du ein paar Pfündchen zuviel hast, machen die richtigen Farben einen schlankeren Eindruck. Wer's nicht glauben mag, dem kann ich es gern beweisen.

Ein Hauch Extravaganz zum Schluß...

Farbakzente setzen zum Schluß

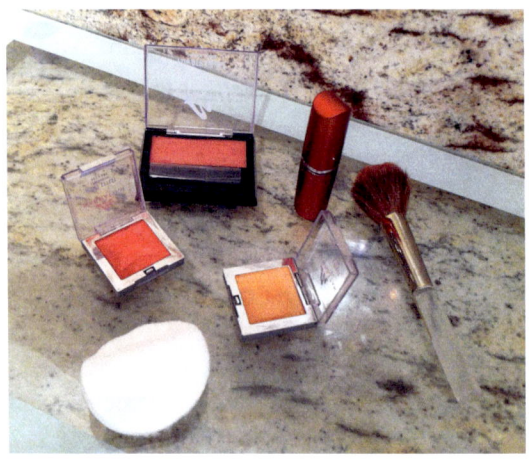

Expertentipp Make up – Kompaktpuder soll zum Typ passen.

Kompaktpuder sind als Make up praktisch, da man sie flüssig und trocken auftragen kann. Da hier schon eine Grundierung aus Pflegekomponenten flüssig aufgetragen wurde, reicht es den Kompaktpuder trocken mit einem dicken Echthaarpinsel darüber zu stäuben. Eine winzige Menge reicht für den Tag und kann tagsüber bei Bedarf ergänzt werden. Der Puder kann gelb oder blau in der Grundtönung sein und soll auf jeden Fall passend zum Farbtyp gewählt werden. Achtung: ägyptische rote Erde ist immer eine warme Farbe und läßt das Gesicht eines Wintertyps mit schwarzen Haaren unnatürlich und aufgequollen erscheinen.

Mein Rat für den Puder: niemals mehr als drei Nuancen von der natürlichen Hauttönung abweichen. Dann liegst Du goldrichtig. Künstliche Sonnenbräune wirkt ebenfalls daneben, wenn sie zu sehr vom natürlichen Hautton abweicht.

Farbakzente durch Rouge und Lidschatten machen das Gesicht lebendig, auch wenn sie kein Muß für den täglichen Auftritt sind und bei Jugendlichen zur Zeit out. Ich sehe junge Mädchen häufig vornehm blaß mit Teintgrundierung in der U-Bahn sitzen. Für das Foto und passend zum Kleid habe ich nur ein wenig Grün am äußeren Lid aufgetragen und einen winzigen Hauch Rouge über die Wangenknochen gestäubt, da ich als Rothaarige von Natur aus ein sehr blasser Typ bin.

Jeden Tag ein wenig Hollywood für jeden!

Startbereit für den Bühnenauftritt ?!

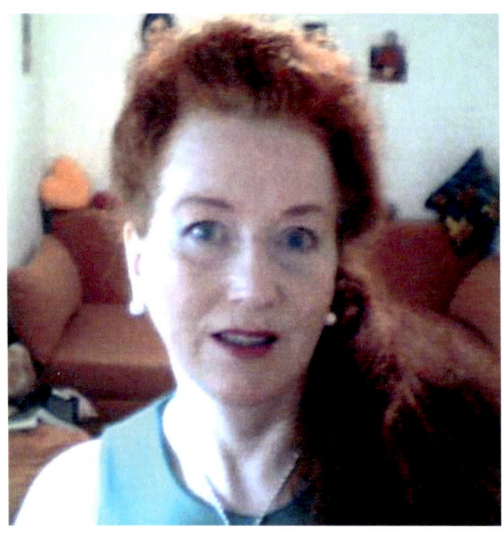

Expertentipp zum Business – oder Bühnen – Auftritt: Selbstsicherheit

Viele junge Menschen und auch ältere leiden unter einem Mangel an Anerkennung ihrer Fähigkeiten und

Talente sowie der Möglichkeit, ihre verborgenen Gaben umzusetzen. Da mein persönlicher Weg auch einem konstanten Hürdenlauf glich, möchte ich jeden, ganz gleich, ob Schüler, Studentin, Fabrikarbeiter, Verkäuferin, Handwerker oder Taxifahrer ermutigen, niemals persönliche Träume aus den Augen zu verlieren, sondern sie bei Niederlagen umso intensiver zu verfolgen. Irgendwann in diesem oder dem nächsten Leben kommt die Chance, genau dieses Ziel zu verwirklichen. Gib niemals den Glauben an Dich selbst auf und gib Deine Ziele nicht denen preis, die nicht an Dich glauben!

Warte nicht auf Anerkennung von anderen, gib' sie Dir jeden Tag aufs Neue selbst, besonders nach jeder Niederlage, nicht nur nach Deinen Erfolgen. Nur durch die Anerkennung der eigenen Fähigkeiten, wird jeder Mensch besser, erfolgreicher, gesünder. Selbstanerkennung ohne Worte, ganz einfach tief nach innen geschickt, wirkt wie eine Medizin gegen die meisten Krankheiten. Selbstanerkennung ist eine Art Meditation oder Ruhen in innerer Stille und nährt die Seele.

Wer sich selbst pflegt und ehrt – verschönert damit den Alltag aller anderen!

Achte nicht nur auf Dein Äußeres, Dein Make up und Deine Kleidung. Deine Persönlichkeit spiegelt sich auch in Deiner Körperhaltung, Deinem gesamten Auftreten und ganz besonders in Deiner Anerkennung und Liebe zu Dir selbst wider. Auch wenn Du glaubst, vom Leben, vom Elternhaus, von der Umgebung benachteiligt zu sein, so bist doch Du der oder die einzige, der/die das ändern kann. Erkenne Deinen Selbstwert an und bestärke Dich in Deinem Bemühen, mit erhobenem Haupt und aufrecht durchs Leben zu gehen. Dein Körper dankt Dir für die Rücksicht auf seine Bedürfnisse mit guter Gesundheit im Alter.

Wer sich selbst erkennt, erkennt sich auch in den anderen wieder und liebt sich und diese dafür um so mehr trotz aller kleinen Schwächen und Fehler.

Idole und Vorbilder

Für junge und ältere Menschen ist es wichtig, eine Zielrichtung im Leben durch ein Vorbild zu haben. Wenn Du eine Persönlichkeit wegen ihres Könnens bewunderst, ist es gut, dieser nachzueifern. Als ich all meine Gesanglehrer aufgab, weil ich wiederholt die falschen Tips bekam und meine Stimme immer noch nicht gesund funktionierte, beschloß ich, einfach von den Weltbesten zu lernen und adoptierte die verstorbene Maria Callas als Idol. Selbst wenn ich von anderen belächelt wurde, wenn ich stundenlang Callas Videos analysierte und nachzusingen versuchte, so verdanke ich diesem Eifer meine heutige Koloratursopranstimme und ein Buch zu diesem Thema.

Nur, wer die gewohnten Pfade verläßt, findet seine verborgenen einzigartigen Talente und den Mut, sie in die Praxis zu bringen.

Kurzporträt der Autorin ...

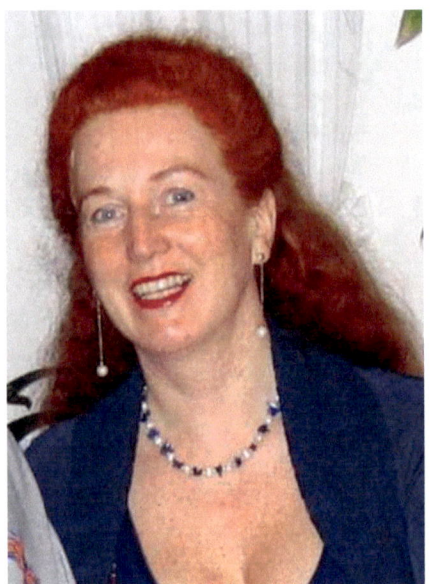

Dr. Karin Wettig, gebürtige Kölnerin, war nach Ihrem Diplom für Sprachen als Gerichtsdolmetscherin & Urkunden-Übersetzerin am Landgericht Göttingen vereidigt. Nebenbei verwirklichte sie einen langgehegten Wunsch und studierte ihr Wunschfach Musikwissenschaft mit Arabistik & Recht in den Nebenfächern Freiberuflich jobbte sie zur gleichen Zeit auf internationalen Messen. Nachdem ihr das Quellenstudium in Musikgeschichte auf Dauer zu „verstaubt & theoretisch" war, lernte sie Farb- und Stilberatung, um eine handwerklich-praktische Tätigkeit auszu-üben.

Nach der Promotion in Musikwissenschaft brachte die Scheidung einen abrupten Wechsel. Anstatt des Herzens brach ihre Stimme und machte einen Strich durch die Rechnung, Rundfunkredakteurin zu werden. Sie startete beruflich neu in Nürnberg & zog später nach München.

Auf der Suche nach der verlorenen Sprechstimme begann sie zu singen. Dadurch begegnete sie Opernsängern und Gesangslehrern, die sich teils hilfreich, teils destruktiv auf ihre Stimmentwicklung auswirkten. In der Freizeit besuchte sie Meisterklassen, Opernschulen, Seminare für Körperaufbau und Schauspiel & wurde auch zertifizierte NLP-Trainerin. Der Weg zur gesunden, authentischen Stimme wurde zu einer Abenteuerreise. Eine Meisterklasse für Gesang auf Schloß Henfenfeld mit Anna Reynolds gab den Anstoß für ihr erstes Buch über Gesang:

„Sänger ABC – Belcanto", singen kann doch jeder. Intensive Beschäftigung mit Maria Callas und Joan Sutherland brachten ihr endlich die Grundlagen für die Entwicklung ihrer Koloratursopranstimme. Nachdem die Stimme wiedergefunden war, brachte sie ihre persönlichen Erfahrungen als praktische Übungen zum Nachahmen unter dem Titel „Singen wie Callas und Caruso" heraus. Das Buch enthält ein kurzweiliges Übungsprogramm für die Stimmentwicklung der gesunden Belcantostimme mit Tricks und Tips für Laien und Profis unter den Sängerinnen und Sängern.

Die Autorin ist freiberuflich in München als Personality Stylistin & Vocal Coach in der Beratung für den perfekten Business- & Bühnenauftritt tätig, wenn sie nicht gerade Bücher schreibt oder konzertiert.

www.personalitystyling.com

Über Feedback oder Leserkommentare zu diesem Büchlein freut sich die Autorin.